AF402975

PUBLICATIONS DU *PROGRÈS MÉDICAL*

DU

PLAN INCLINÉ

DANS

CERTAINES LAPAROTOMIES

HUIT CAS

PAR

Le Dr H. DELAGÉNIÈRE

Ancien interne des hôpitaux de Paris,
Chirurgien au Mans.

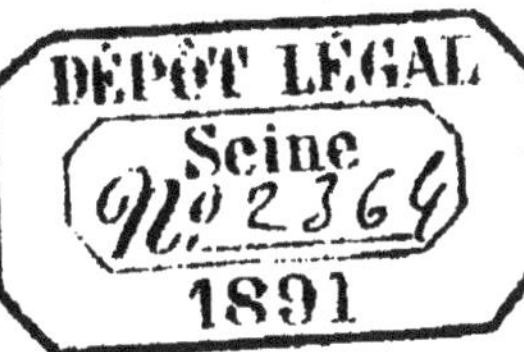

PARIS

AUX BUREAUX DU
PROGRÈS MÉDICAL
14, rue des Carmes, 14.

E. LECROSNIER et BABÉ
ÉDITEURS
Place de l'Ecole-de-Médecine.

1891

PLAN INCLINÉ

CERTAINES LAPAROTOMIES

HUIT CAS

I.

Lorsque l'on fait une laparotomie pour une affection d'un organe du petit bassin, on est toujours plus ou moins gêné par les intestins. Ils se mêlent aux doigts de l'opérateur, s'enchevêtrent entre les organes, enfin masquent à la vue la lésion pour laquelle on intervient. Parfois même la présence des anses intestinales constitue une des plus grandes difficultés opératoires, lorsqu'on est en présence d'adhérences situées profondément. Pour remédier à cet inconvénient, les chirurgiens ont recours à l'une des méthodes suivantes.

Les uns (Lawson Tait, les élèves et les imitateurs de Spencer Wells, etc.) font l'incision de la paroi très petite, atteignent la tumeur avec deux ou trois doigts et agissent *sans voir*, sans se préoccuper de l'intestin. Le repère est la tumeur que l'on suit dans ses moindres contours, en se guidant presque exclusivement sur les indications fournies par le toucher.

Cette manière de faire expose à des inoculations faciles de la cavité séreuse, quand il s'agit de lésions infectieuses, et c'est pour se prémunir contre ce danger que les chirurgiens qui y ont recours doivent employer fréquemment les grands lavages péritonéaux et le drainage du péritoine.

D'autres opérateurs préfèrent y voir clàir. L'ouverture de la paroi est grande ; elle dépasse souvent l'ombilic en haut. Les intestins sont découverts et un aide les refoule vers le diaphragme. Notre maître, M. Championnière, remplace les mains de l'aide par une grosse éponge qui fait une barrière complète entre la cavité pelvienne et la grande cavité séreuse.

Les grandes incisions permettent certainement d'y voir un peu, mais cet avantage est encore relatif. Lorsque la lésion est profonde, on se trouve dans des conditions sensiblement les mêmes que dans la méthode anglo-américaine. D'ailleurs, les mains de l'aide, les éponges, les compresses, tiennent de la place dans le ventre. Les intestins luttent sans cesse contre la barrière qu'on leur oppose ; ils glissent sous l'éponge ou la compresse, passent entre les doigts de l'aide ; enfin ils gênent constamment l'opérateur.

Nous avons tour à tour employé ces deux méthodes dans nos premières laparotomies et nous avons pu nous convaincre de l'impossibilité pratique, dans certains cas, d'explorer la cavité de Douglas et de voir dans le fond du petit bassin. Plusieurs opérations nous ont même laissé quelque doute dans l'esprit au sujet du nettoyage de la cavité de Douglas et de blessures faites au rectum dans le cours de l'intervention.

Ces raisons me déterminèrent à essayer le plan incliné. Mon collègue et ami, M. le Dr Marcel Baudouin, m'y engageait fortement de son côté. Il avait vu récemment M. le Dr Kummell (de Hambourg) y avoir recours pour un cas de salpingo-oophorectomie, et il avait été très frappé des avantages de la méthode. Il me rassura en outre contre les dangers de la chloroformisation, qui lui avait paru être aussi facile que dans le décubitus dorsal. Enfin, il insista tout particulièrement sur le double avantage d'avoir l'utérus au niveau de l'incision et de voir facilement dans le bassin.

II.

Je fis construire une sorte de pupitre en bois blanc, large de 45 centimètres, et dont les plans inclinés forment avec l'horizon un angle de 45°. Je place ce pupitre sur une table ordinaire, assez longue (1 m. 63) pour que l'on puisse y étendre la malade à plat, en supprimant le plan incliné, si le décubitus dorsal devient nécessaire à un moment de l'opération. Cette table a 0,50 centimètres de largeur, et sa hauteur mesure 0,72 cent. (Voir *Fig.* 1).

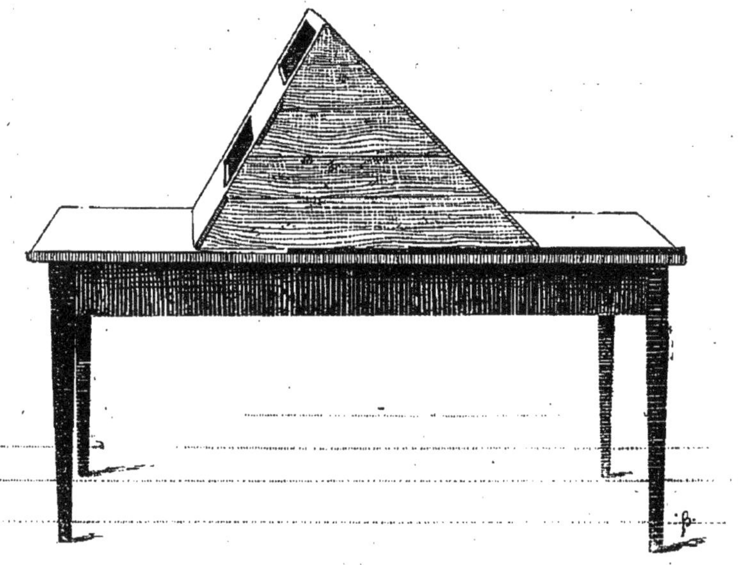

Fig. 1. — Table et plan incliné.

Le pupitre peut reposer indistinctement sur l'une ou l'autre de ses faces, dont les longueurs sont inégales, à dessein, afin de pouvoir servir à des sujets de taille différente. En effet, une des faces mesure 0,80 cent. et l'autre 0,85 cent. Dans les deux cas, la malade est accro-

chée par les jarrets à l'angle supérieur du pupitre qui
est arrondi. Les jambes restent pendantes sur le côté
ouvert du pupitre et sont fixées avec des serviettes à la
traverse disposée à cet effet. Les cuisses, le bassin, le
dos reposent sur le plan incliné pendant que la tête et
le cou sont légèrement soulevés par un oreiller placé
sur la table. La *Figure* 2 donne une idée assez exacte
de la situation de la malade.

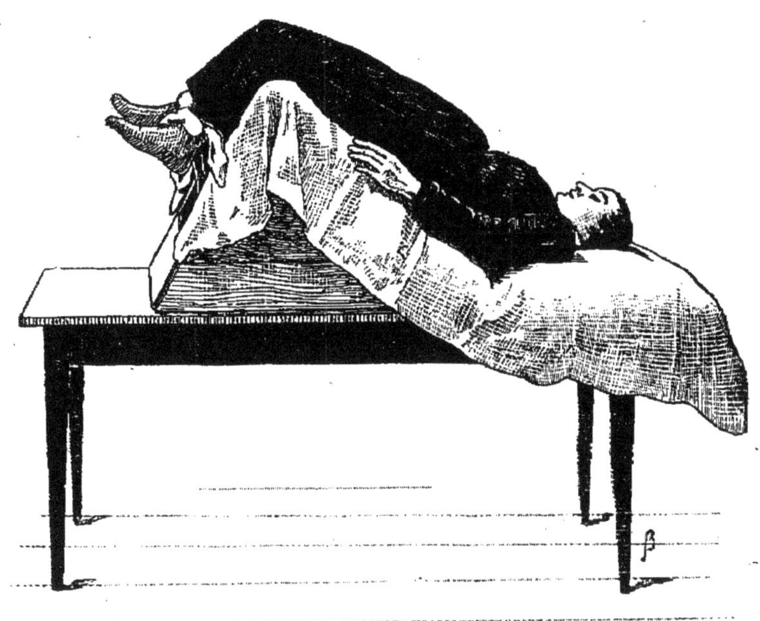

Fig. 2. — Malade placée sur le plan incliné.

La tête est tournée vers la fenêtre, de façon que le
jour vienne éclairer l'abdomen. Le *chloroformisateur*,
assis au bout de la table, est placé derrière la tête de la
malade. Le *chirurgien* peut se mettre indifféremment
d'un côté ou de l'autre ; néanmoins, selon l'habitude qu'il
aura de se servir de l'une ou l'autre de ses mains, il
devra se rappeler *que la main en rapport avec le
pupitre se trouve gênée dans une certaine mesure,*

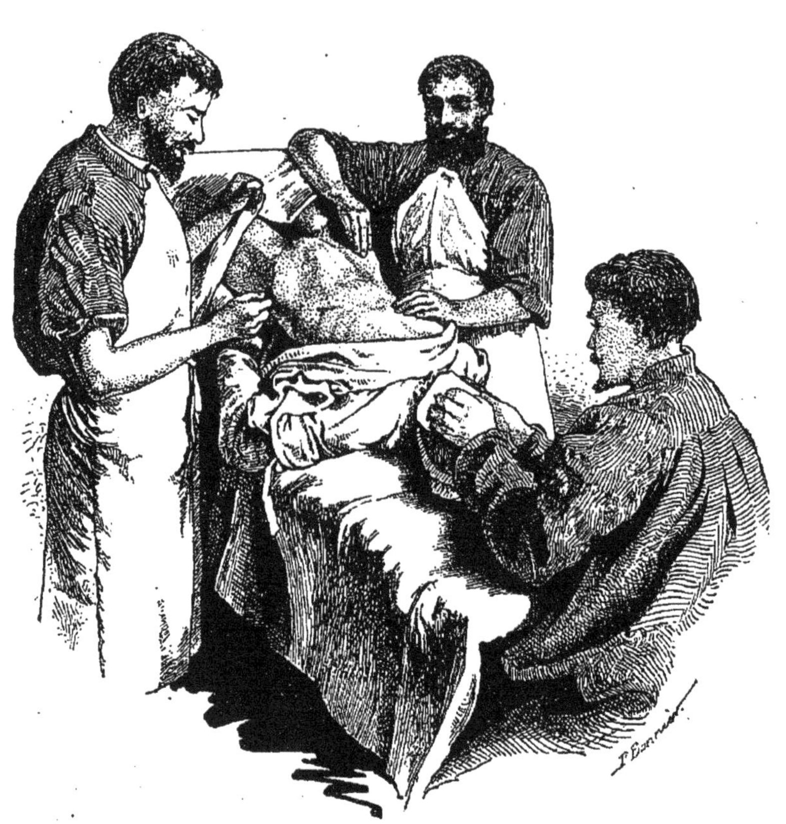

Fig. 3. —Le plan incliné pendant l'opération.

ainsi qu'on pourra s'en convaincre en examinant la *Figure* 3 (1). L'aide sera en face de l'opérateur.

III.

Nous allons maintenant examiner les principaux avantages sur lesquels le chirurgien pourra compter pendant les principaux temps de l'opération.

A. *Chloroformisation.* — Elle se fait aussi bien, sinon mieux. Jamais, sur les 8 opérations qui sont relatées dans le courant de ce travail, je n'ai eu d'inquiétudes à ce sujet, et cependant dans deux cas j'avais affaire à deux malades tuberculeuses, et dans un autre cas à une cardiaque. Mon collègue et ami, M. le Dr Bolognési (du Mans), a chloroformisé toutes ces malades, et il a cru remarquer qu'il fallait une dose de chloroforme encore moindre que dans le simple décubitus dorsal (2). La seule difficulté, selon lui, consiste à soulever constamment le menton de la malade afin d'empêcher le refoulement de l'épiglotte par la langue. En prenant cette précaution, la malade respire avec la même tranquillité et ne présente aucun phénomène anormal.

Le *placement de la malade* sur le plan incliné est facile ; on doit attendre que le sommeil anesthésique soit complet pour éviter le réveil ou des vomissements. On l'accroche par les jarrets au sommet du pupitre, et aussitôt on assujettit ses jambes à la traverse, au moyen de deux serviettes. A ce moment, la malade doit ressembler à un animal nouvellement sacrifié, suspendu par les

---

(1) Ces trois figures sont la reproduction exacte de photographies que nous devons à l'extrême obligeance de M. Viot, photographe au Mans.

(2) M. le Dr Bolognesi a adopté pour toutes les chloroformisations la *méthode des doses faibles et continues.* Il l'a appliquée avec la même sécurité dans ces 8 cas particuliers.

membres inférieurs ; les intestins fuient vers le diaphragme, la paroi abdominale s'affaisse, et souvent on voit alors apparaître au-dessus du pubis des tumeurs pelviennes, invisibles dans le simple décubitus. La *Figure* 21, faite d'après une photographie, permet facilement de se rendre compte de l'effet produit aussitôt après la suspension de la malade. Dans le cas dont il s'agit et qui est rapporté un peu plus loin (voir Obs. VI), la tumeur n'était pas visible dans le décubitus dorsal.

B. *Incision.* — *L'incision de la paroi abdominale* est considérablement simplifiée ; on ouvre *un ventre vide* au lieu d'inciser la séreuse sur les intestins. Il en résulte une grande sécurité dans l'ouverture de l'abdomen, et, par suite, l'exécution de ce temps opératoire peut être très rapide. Au point de vue de l'étendue, l'incision, toutes choses étant égales, serait toujours plus petite que dans les cas habituels. En effet, nous verrons plus loin que, dans cette situation déclive, les organes pelviens se rapprochent de la paroi, et que la cavité pelvienne est plus accessible à la vue.

C. *Exploration.* — *L'exploration* constitue le temps le plus délicat de l'opération. Nous distinguerons trois cas, suivant qu'il y a ou non des adhérences de l'intestin, et suivant qu'on se trouve dans des conditions absolument exceptionnelles, par exemple dans des cas d'anomalies.

1° *Il n'y a pas d'adhérences intestinales aux organes pelviens.* Dès que l'abdomen est ouvert, la malade étant parfaitement et complètement endormie, l'utérus vient pour ainsi dire se présenter au niveau de la plaie. La vessie est toujours très visible en avant ; enfin, en réclinant d'un côté ou de l'autre une des lèvres de l'incision, on peut facilement voir les ligaments larges et les annexes. La cavité de Douglas est encore cachée à la vue, mais il suffit pour la mettre à découvert de refouler l'utérus vers le pubis. Elle apparaît alors, peut être facilement explorée ainsi que la face antérieure du rectum. On conçoit que dans ces conditions une extirpation des annexes soit facile. Les deux observations suivantes prouveront, du reste, cette manière de voir.

OBSERVATION I (Résumée). — *Ovaires kystiques et salpingites. Double salpingo-oophorectomie. Guérison.*

La nommée L'H... Juliette, âgée de 31 ans, ouvrière, demeurant au Mans, est opérée le 18 novembre 1890 (1). Chloroforme par le D⸳ Bolognési, du Mans. Assistance par le D⸳ Marcel Baudouin (de Paris). Etaient présents : MM. les docteurs Bruneau, de Réné; Codet, de Conlie; Garnier, Leroy, Persy et Vincent, du Mans.

La malade est placée tout endormie sur le plan incliné. Ses intestins tombent vers le diaphragme, ce qui fait paraître le ventre aplati. Je fais une incision sous-ombilicale de 8 centimètres environ, la séreuse est ouverte avec la plus grande facilité, sans crainte de blesser les intestins qui ne sont plus à ce niveau. L'utérus se présente de lui-même dans l'ouverture ; les intestins se tiennent d'eux-mêmes à distance, sous la seule influence de la pesanteur ; une compresse de lint est appliquée sur eux, afin de les isoler du champ opératoire. Les annexes de droite sont faciles à voir et à attirer dans la plaie. Je les excise sur un fil à boucle passée, puis cautérise le pédicule au thermo-cautère.

A gauche les annexes sont culbutées dans le cul-de-sac de Douglas, où on les découvre en refoulant légèrement l'utérus en avant. Elles sont légèrement adhérentes au rectum, d'où je les détache facilement. Enfin je les excise, comme de l'autre côté, sur un fil à boucle passée et cautérise le pédicule. Avec un tampon j'essuie avec soin et *de visu* le cul-de-sac de Douglas, qui contient un peu de liquide écoulé des mains. La fermeture de la paroi à deux étages est faite en commençant par la partie supérieure de la plaie ; dans la partie inférieure en effet, *on est absolument sûr de ne pas blesser les intestins* en plaçant le dernier fil. Pansement avec gaze iodoformée et ouate

---

(1) Cette observation est citée par Marcel Baudouin dans un travail sur le *Raccourcissement intra-abdominal des Ligaments utérins,* comme étant le premier cas de laparotomie faite en France avec le plan incliné. (*Gaz. des Hôp.*, 13 décembre 1890, p. 1330).

de tourbe. Durée totale, 25 minutes. Chloroforme de Dumou-
thiers, 22 gr.; excellent sommeil. La marche de l'opération a
été des plus simples. La malade a quitté la maison de santé
trois semaines plus tard, et depuis elle se porte parfaitement.

OBSERVATION II (Résumée). — *Ovaires et trompes kystiques.
Métrorrhagies et douleurs abdominales vives. Double salpingo-oophorectomie. Guérison.*

Là nommée X..., sœur de l'Enfant-Jésus, âgée de 26 ans, demeurant au Mans, est opérée sur le plan incliné, le 10 février
1891. Chloroforme par le Dr Bolognési du Mans. Assistance par
le Dr Marcel Baudouin (de Paris).

Dès que la malade est sur le plan incliné, le ventre prend
immédiatement l'aspect du ventre en bateau. Une incision
sous-ombilicale de 12 cent. est pratiquée, puis la séreuse ouverte facilement sans crainte de léser l'intestin, qui a disparu
dans la concavité du diaphragme. La cavité pelvienne est
libre ; l'utérus apparaît petit, régulier ; les annexes du côté
gauche paraissent sessiles sur le bord du ligament large ;
elles sont pédiculées sur l'angle utérin, puis excisées sur un
double fil en chaîne. A droite, même disposition, et même intervention. De ce côté cependant, il existe une adhérence de la
trompe à l'intestin. Cette adhérence est facile à trouver, *car
une anse d'intestin est restée comme suspendue dans l'excavation pelvienne* ; rien n'est dès lors plus facile que de disséquer cette adhérence. Les deux pédicules sont touchés au
thermo-cautère, puis la cavité de Douglas nettoyée à ciel ouvert. Suture de la paroi à deux étages, en commençant par la
partie supérieure de la plaie. Pansement avec gaze iodoformée
et ouate de tourbe. La marche n'a rien présenté de particulier ;
la malade peut être considérée comme guérie.

2° *Il y a des adhérences de l'intestin aux organes
pelviens.* L'abdomen ne présente pas le même aspect ;
il n'est pas autant creusé en bateau et souvent même,
à première vue, il a la même apparence que dans le décubitus dorsal. Pendant l'incision de la paroi on doit
prendre garde à l'intestin qui est maintenu dans la cavité pelvienne, et lorsque l'abdomen est ouvert on ne
remarque d'abord aucune différence. Les anses intestinales masquent tous les organes pelviens, absolument comme lorsque la malade est couchée sur une ta-

ble plate. L'analogie cesse d'exister dès que l'on a plongé la main dans l'abdomen. On ne trouve dans le bassin que les anses qui y ont contracté des adhérences; les autres ont obéi à la pesanteur et se sont déjà rétractées vers le diaphragme. Les intestins qui gênent l'opérateur sont en quelque sorte suspendus par leurs adhérences; par suite, celles-ci sont faciles à trouver, faciles à explorer, faciles à déchirer et à disséquer, puisqu'on les a sous les yeux. Rien de plus simple dès lors que de procéder avec méthode, et de détacher les anses adhérentes les unes après les autres, de vérifier à mesure les lésions que peuvent présenter l'intestin et l'organe dont on l'a détaché. Chaque anse une fois libérée disparaît. Dès qu'on l'abandonne à elle-même, elle se porte vers le diaphragme et laisse libre la cavité pelvienne, c'est-à-dire le champ opératoire. J'ai fait cette remarque dans la plupart des opérations que j'ai pratiquées avec le plan incliné, mais dans aucune le phénomène n'a été plus net ni plus probant que dans l'observation suivante.

Observation III (Résumée). — *Rétroversion, ovario-salpingites. Double salpingo-oophorectomie et hystéropexie. Guérison.*

La nommée D... Octave, âgée de 35 ans, journalière, demeurant au Mans, est opérée le 23 décembre 1890, sur le plan incliné. Chloroforme par le Dr Bolognési du Mans. Assistance par le Dr Marcel Baudouin (de Paris). Incision sous-ombilicale de 8 centimètres. L'ouverture de la séreuse doit être faite avec précaution, car le ventre n'a pas l'aspect en bateau et il est probable que les anses intestinales sont restées dans le bassin. Les anses de l'intestin grêle apparaissent agglutinées entre elles; elles masquent complètement l'utérus et les annexes. En suivant avec les doigts les anses intestinales vers les parties profondes du bassin, on trouve facilement les points où elles sont adhérentes. A droite, ces adhérences sont rompues avec précaution et à mesure on voit chaque anse intestinale disparaître du champ opératoire et le laisser de plus en plus libre. La trompe droite apparaît alors, volumineuse, kystique, décrivant une concavité au centre de laquelle se trouve l'ovaire également volumineux et kystique. Une dernière adhérence existe, c'est celle très intime de l'*appendice vermiforme* avec la trompe. L'isolement de cet appendice nécessite une dissection assez minutieuse. Les annexes droites sont alors pédiculisées sur l'angle utérin. Le pédicule est large et nécessite le placement de deux fils croisés chacun à boucle passée ; il est touché au thermocautère, puis réduit immédiatement. Dès lors, on voit clair dans la moitié droite du bassin, et on peut aborder l'utérus, qui est complètement basculé en arrière et solidement fixé par des adhérences. La face postérieure et son fond sont séparés du rectum, et l'on peut aborder l'angle utérin gauche. Là se retrouve la même disposition qu'à droite : des anses intestinales adhérentes. Chaque anse est isolée séparément, et disparaît à mesure dans la cavité abdominale. Lorsque toutes les anses intestinales sont détachées, le bassin est vide. Vers l'angle utérin gauche existe une tumeur constituée par la trompe et l'ovaire, et adhérente à la face postérieure du ligament large. Cette tumeur est isolée, pédiculée, puis sectionnée sur un fil à boucle passée. Le pédicule est cautérisé, puis réduit. L'utérus n'est pas encore désenclavé ; il est volumineux et congestionné ; je le détache du rectum et le retire du cul-de-sac de Douglas. Sa face postérieure et son fond sont complètement avivés, je le fixe à la paroi abdominale au moyen de 4 soies moyennes, dont une en anse dans le fond et trois faufilées sur la face antérieure. Le nettoyage de la cavité de Douglas se fait facilement à ciel ouvert. Fermeture de la séreuse au dessus et au-dessous des fils disposés pour l'hystéropexie. Fermeture de ces fils, puis suture de la peau. Pansement avec gaze iodoformée et ouate de tourbe. Durée totale, une heure. Chloroforme 45 gr. Le sommeil est bon, mais la malade, très alcoolique, s'est réveillée plusieurs fois. Chaque fois alors, la contraction des muscles de sa paroi abdominale a eu pour effet de lancer les intestins dans le champ opératoire. Cette malade a en outre un souffle au premier temps et à la pointe ; elle est bronchitique ; mais malgré cela le sommeil anesthésique n'a été troublé par aucun incident fâcheux.

3° *On se trouve en présence d'anomalies quelconques. C'est l'investigation proprement dite.* Le chirurgien est alors livré plus ou moins à lui-même. Les données anatomo-pathologiques ne lui sont plus d'aucun secours. Il doit se servir de ses sens pour s'y reconnaître. La vue et le toucher lui seront d'un grand secours, surtout en se complétant l'un par l'autre, en se contrôlant pour ainsi dire. Or, ainsi que j'ai cherché à le démontrer plus haut, le plan incliné est éminemment favorable pour l'exploration *de visu* de l'excavation pelvienne. La lumière latérale d'une fenêtre ordinaire y pénètre directement et permet à l'œil non seulement de suivre l'investigation faite par le doigt, mais encore de la diriger. L'observation suivante en sera une preuve convaincante.

OBSERVATION IV (Résumée). — *Absence congénitale de vagin et d'utérus. Ablation des ovaires ; création d'un vagin. Guérison.*

La nommée G.... Alexandrine, âgée de 23 ans, domestique de ferme, demeurant à René (Sarthe), m'est adressée par mon ami, M. le Dr Bruneau.

Je lui fais la laparotomie le 4 février 1891. Le Dr Bolognési donne le chloroforme ; je suis assisté par le Dr Marcel Baudouin (de Paris). M. le Dr Persy est présent à l'opération. Dès que la malade est sur le plan incliné, le ventre s'aplatit et les intestins refoulent le diaphragme. Incision sous-ombilicale de 10 centimètres et ouverture très facile de la séreuse. Pas une anse d'intestin ne vient gêner la vue. La vessie remplit toute l'excavation pelvienne, elle est directement en rapport avec le rectum ; je peux m'assurer par la vue et le toucher qu'il n'y a ni utérus, ni annexes dans la cavité pelvienne. En arrière du pubis et à droite existe une sorte de cordon charnu, gros comme le bout de l'auriculaire et qui paraît être un vestige de l'utérus. Rien d'analogue à gauche. Je poursuis l'exploration dans les fosses iliaques.

1° *A gauche.* Au-dessous de l'S iliaque qui le recouvre, je trouve un petit corps allongé, sessile, en dedans duquel on sent battre l'artère iliaque externe. Ce corps a la consistance de l'ovaire, son aspect et sa forme. Il semble sous-péritonéal, en ce sens qu'il n'a pas de méso et qu'il est appliqué sur la fosse iliaque par le feuillet pariétal. Je le saisis avec une pince et le soulève ; il semble compris entre les deux feuillets du mésocolon. Je fais récliner le gros intestin en dedans et en bas, de façon à permettre de faire saillir l'ovaire en dehors, afin de le péduculiser et de l'extraire. Je place un double fil en chaîne sur ce pédicule séreux, que je sectionne ensuite à petits coups, en rasant l'ovaire. Dès que cette section est accomplie, le repli séreux glisse sous le fil, ce qui nécessite, pour arrêter l'hémorrhagie, l'application de trois autres fils. Le mésocolon a été déchiré en un point au ras de l'intestin. Cette petite solution de continuité est fermée au moyen d'un fil fin en bourse.

2° *A droite*. L'ovaire est situé aussi dans la fosse iliaque en dehors des vaisseaux iliaques externes. Il est beaucoup plus volumineux que de l'autre côté et soulève le péritoine, qui cependant ne lui forme pas un méso. Le cæcum et son appendice se comportent vis-à-vis de cet ovaire comme l'S iliaque du côté opposé. Leur repli séreux semble se dédoubler pour le recouvrir.

Enfin, de l'extrémité antérieure de l'ovaire se détache une sorte de cordon dur qui se porte vers la face postérieure du pubis. Ce cordon se renfle à ce niveau pour constituer le corps dur, charnu, considéré plus haut comme le vestige de l'utérus. Cet organe rudimentaire peut être suivi jusque vers le rectum. L'ovaire est traité comme de l'autre côté et excisé sur 2 fils en chaîne. Le même accident se produit, deux autres fils doivent être replacés. Nettoyage de la cavité de Douglas. Suture de la paroi à deux étages. Pansement avec gaze iodoformée et ouate de tourbe. Chloroforme 50 grammes. Durée 1 heure 10. La marche a été des plus simples, aucune espèce de réaction. La restauration vaginale, pratiquée par un procédé analogue à celui exécuté par M. Picqué, a été faite le 16 février.

D. *Intervention*. — Nous avons vu les services que le plan incliné pouvait rendre pendant les temps préparatoires de l'opération. Nous allons maintenant étudier les avantages qu'il peut présenter pendant l'intervention elle-même, que celle-ci soit pratiquée sur l'utérus, ses ligaments, les annexes ou le rectum.

1° *Interventions sur les annexes*. — Nous savons déjà par les observations précédentes que l'extirpation des annexes se fait facilement avec le plan incliné, parce qu'on y voit plus clair et que les intestins ne gênent pas l'opérateur. Cette vérité, qu'on pouvait prévoir, devient plus manifeste encore lorsqu'on a affaire à des tumeurs salpingo-ovariennes (pyo et hydro-sapingites et petits kystes des ovaires) dont la consistance rappelle plus ou moins celle de l'intestin. Dans ces conditions, quand on opère sur une table ordinaire, on peut se trouver embarrassé et d'autant plus qu'il y aura davantage d'agglutinement des anses intestinales entre elles, et que les annexes malades seront plus profondément situées. On s'expose alors à rompre les trompes pendant l'opération et à infecter la cavité séreuse, si leur contenu est septique. Augmenter la sécurité pendant l'extirpation des annexes est en somme le résultat obtenu avec le plan incliné, aussi bien au point de vue des lésions qu'on est exposé à faire, qu'à celui, beaucoup plus important, d'une infection possible du péritoine. L'observation suivante me paraît caractéristique à cet égard :

OBSERVATION V (Résumée). — *Péritonite tuberculeuse; ovario-salpingites tuberculeuses. Double salpingo-oophorectomie. Drainage du péritoine. Guérison.*

La nommée E..... Modeste, âgée de 28 ans, fermière, m'est adressée par mon ami, le Dr Bruneau, de René. Elle a présenté, à plusieurs reprises, des poussées de péritonite, elle souffre considérablement du ventre et a de la fièvre. En l'examinant, je constate dans le cul-de-sac postérieur la présence de tumeurs développées dans les annexes et propose l'intervention immédiate. Celle-ci a lieu le 9 février 1891, avec l'assistance du Dr Marcel Baudouin (de Paris). M. le Dr Bolognési donne le chloroforme ; enfin les Drs Bruneau, Persy et Vincent sont présents pendant l'opération. Dès que la malade est placée sur le plan incliné, on ne remarque pas les modifications habituelles dans l'aspect du ventre. Je fais une incision sous-ombilicale de 12 centimètres que je poursuis ensuite au-dessus de l'ombilic. La cavité péritonéale est difficile à ouvrir, car l'épiploon est complètement adhérent à la paroi. Je détache ces adhérences et refoule en haut l'épiploon pour le réséquer ensuite. L'intestin grêle apparaît couvert de granulations miliaires, les anses sont agglutinées entre elles et adhérentes dans le bassin. Je cherche ces adhérences et détache chaque anse séparément, en prenant soin de les refouler à mesure. Je mets ainsi à découvert l'utérus et les annexes qui sont masquées par une sorte de pseudo-membrane. La surface de l'utérus est couverte de granulations tuberculeuses. En avant, la vessie apparaît épaissie et la séreuse qui la tapisse est également granuleuse. A gauche, les annexes sont isolées avec précaution, la trompe et l'ovaire sont kystiques, le volume de la trompe dépasse celui du pouce, elle a l'aspect d'une anse de l'intestin. Le pédicule est formé au ras de l'angle utérin au moyen d'un double fil en chaîne. A droite, la disposition des annexes est analogue, elles sont couvertes de granulations. Leur isolement est délicat mais il se fait avec toute la sûreté désirable, le détachement des adhérences se faisant à ciel ouvert et loin de l'intestin qui est descendu vers le diaphragme. La toilette du péritoine, l'inspection des fosses iliaques, sont faites rapidement et avec une sécurité absolue ; nulle part on ne trouve de foyers purulents mais partout on rencontre des granulations miliaires.

Toute la portion de l'épiploon qui était adhérente à la paroi est réséquée. Un gros drain est placé dans le cul-de-sac de Douglas, puis la paroi fermée par deux étages de suture. Pansement avec gaze iodoformée et ouate de tourbe. Durée 1 heure 5. Chloroforme 50 grammes. La malade est actuellement encore en traitement et en bonne voie de guérison.

2° *Interventions sur les ligaments larges.* — Les ligaments larges sont facilement accessibles à la vue lorsque les intestins ont disparu dans la grande cavité péritonéale. Ils présentent leur bord supérieur libre. Il suffit de récliner successivement l'une ou l'autre lèvre de l'incision abdominale pour voir et explorer commodément le ligament large correspondant. Les interventions sur ces ligaments sont donc aussi simplifiées et rendues plus sûres, ainsi qu'on pourra s'en convaincre par l'observation suivante :

OBSERVATION VI (Résumée). — *Kystes des deux ovaires inclus dans les ligaments larges. Double salpingo-oophorectomie, raccourcissement intra-abdominal des ligaments larges. Guérison.*

La nommée P..... Marie, âgée de 27 ans, journalière, demeurant au Mans, est opérée le 3 février 1891. Chloroforme par le Dr Bolognési, du Mans ; assistance par le Dr Vincent, du Mans. Sont présents à l'opération MM. les Drs Claudot et Persy. Dès que la malade est placée sur le plan incliné, sa tumeur devient saillante sous la paroi abdominale (1), les intestins quittent visiblement le bassin et l'examen de la tumeur ne laisse plus aucun doute sur sa nature kystique.

---

(1) C'est cette malade qui a été photographiée avant l'opération. (V. *Fig.* 3.)

Incision sous-ombilicale de 10 centimètres ; ouverture très facile de la séreuse ; le kyste apparaît dans la plaie, libre de toute adhérence. Une ponction aspiratrice donne issue à 600 grammes de liquide absolument transparent et les parois du kyste s'affaissent sur elles-mêmes. La pédiculisation vers l'angle droit de l'utérus se fait difficilement ; les parois du kyste se confondent insensiblement avec le ligament large qui est maintenant absolument relâché, de telle sorte que l'utérus se laisse entraîner en arrière par des adhérences qui le relient à quelques anses de l'intestin. Le kyste est en partie inclus dans le ligament large, je me propose d'exciser cette portion du ligament large avec le kyste, puis d'opérer le raccourcissement du même ligament large pour redresser l'utérus. Pour cela, je place dans le ligament large un fil double au-dessous du kyste, je passe ensuite le chef le plus interne dans l'angle de l'utérus, puis ferme ma chaîne ainsi constituée, de telle sorte que le moignon formé par les ligatures se trouve accolé à à la corne utérine. J'excise ensuite au-dessus de la ligature, puis cautérise au thermo-cautère. A gauche, les annexes présentent quelques adhérences à l'intestin, l'ovaire est hypertrophié, kystique, la trompe grosse est congestionnée. L'ovaire ne présente pas d'aileron spécial, mais paraît développé dans le bord supérieur du ligament large. J'excise les annexes de ce côté de la même façon qu'à droite, en prenant l'angle utérin dans ma chaîne. Nettoyage de la cavité de Douglas, fermeture de la paroi à deux rangées de suture. Pansement avec gaze iodoformée et ouate de tourbe. Durée totale : 45 minutes. Chloroforme environ 30 grammes. La marche a été des plus simples, aujourd'hui la malade est complètement guérie.

3° *Interventions sur l'utérus.* — Lorsqu'une malade est placée sur le plan incliné, l'utérus se présente de lui-même au niveau de l'incision, s'il n'est pas retenu par des adhérences. Nous avons déjà vu (Obs. III) que les interventions sur cet organe étaient rendues très faciles. Si l'utérus est enclavé, adhérent au rectum ou dans l'excavation, il sera plus difficile à découvrir, mais son isolement se fera toujours dans de meilleures conditions que dans la position donnée habituellement aux malades. Les intestins seront libérés, puis refoulés, les adhérences utérines disséquées avec soin et sûrement ; enfin le chirurgien opérera la libération de l'organe en se rendant exactement compte des désordres qu'il pourra occasionner. L'observation suivante est surtout intéressante au point de vue de cet isolement et désenclavement de l'utérus.

Obs. VII (Résumée). — *Déchirure du périnée, prolapsus utérin avec cystocèle, uréthrocèle et rectocèle. Résection de l'urèthre, colporrhaphie antérieure, périnéorrhaphie, double salpingo-oophorectomie, hystéropexie. Guérison.*

La nommée H..., Hortense, âgée de 40 ans, sans profession, demeurant au Mans, m'est adressée par mon ami le docteur Bolognési, du Mans. Les restaurations vaginales sont faites le 19 novembre 1890, et les interventions sur le péritoine 11 jours plus tard, le 2 décembre 1890.

Le chloroforme est donné par le Dr Bolognési. Je suis assisté par mon frère, Paul Delagénière, interne des hôpitaux de Paris. Sont présents MM. les Drs Codet, de Conlie, Grandhomme, de Laval, Garnier et Persy, du Mans. Aucune modification apparente dans l'aspect du ventre, lorsque la malade est placée sur le plan incliné. Petite incision sous-ombilicale de 8 centimètres, ouverture facile de la séreuse. Les intestins sont refoulés vers le diaphragme. L'utérus est enfoui profondément. En le saisissant avec les doigts, je ne puis l'amener dans la plaie. Je cherche alors les annexes à droite et les trouve en arrière de l'utérus, solidement adhérentes dans le cul-de-sac de Douglas. Je les isole et les excise sur un fil à boucle passée. A gauche, les annexes sont aussi adhérentes, l'ovaire est kystique et la trompe dilatée adhère intimement à une anse d'intestin grêle. Cette adhérence est facile à disséquer grâce à la possibilité de voir dans l'excavation. J'excise ces annexes sur un fil à boucle passée. Dès lors l'utérus est facilement amené dans la plaie. Je garde de chaque côté un des fils du pédicule pour me servir à la fixation, puis au-dessous je place à faux fil 5 autres soies pour obtenir une fixation plus solide. Ces fils sont de chaque côté passés dans la paroi, puis l'opération terminée comme d'habitude. Durée 1 heure. Chloroforme 30 grammes. Pansement avec de la gaze iodoformée et ouate de tourbe. La marche a été très simple, la malade est aujourd'hui parfaitement guérie de toutes ses infirmités.

4° Interventions dans le fond du bassin sur le rectum, etc. — La cavité de Douglas est toujours d'un accès difficile et les blessures du rectum au fond de l'excavation constituent un danger sérieux au cours de l'opération. Que de fistules stercorales ont été dues à des blessures du rectum restées ignorées ou mal réparées, à cause de l'extrême difficulté de placer des points de suture à une aussi grande profondeur. Nous n'avons certes pas la prétention de dire que cet accident pourra être constamment évité et que toutes les blessures faites au rectum pourront être réparées complètement et définitivement ; mais ce qui nous paraît certain c'est que, dans bien des cas, on pourra voir le rectum, l'éviter, le contourner, et, si un accident arrive, il sera sûrement plus facile à réparer, *parce qu'on y verra clair* et qu'on ne sera pas gêné par les intestins. La relation de l'opération qui suit indiquera le bien-fondé de cette opinion.

OBSERVATION VIII (Résumée).—*Kystes hématiques des deux ovaires. Double ovario-salpingectomie et raccourcissement intra-abdominal d'un ligament large. Guérison.*

La nommée D..., Pauline, âgée de 35 ans, fermière à Brains (Sarthe), m'est adressée par mon confrère et ami le docteur Ledrain de Loué. L'opération est faite le 1er décembre 1890, avec l'assistance de mon frère Paul Delagénière, interne des hôpitaux de Paris. Le docteur Bolognési donne le chloroforme. Sont présents : MM. les Drs Grandhomme de Laval, Ledrain de Loué, Rameau d'Ecommoy, Garnier et Persy du Mans. Aussitôt que la malade est placée sur le plan incliné, la tumeur se dessine sous la paroi. Incision sous-ombilicale prolongée ensuite au-dessus de l'ombilic. Ouverture facile de la séreuse. On voit apparaitre au niveau de la plaie une masse irrégulière présentant deux saillies principales et sur laquelle adhère une anse de l'intestin grêle. Cette anse est libérée, puis refoulée en haut. La tumeur occupe toute l'excavation pelvienne et englobe l'utérus, elle semble constituée par deux poches kystiques, l'une à droite, l'autre à gauche. Une ponction faite dans la poche de gauche donne issue à 500 gr. de purée brunâtre, la tumeur diminue de volume et je peux m'assurer qu'elle est adhérente tout autour. J'arrive avec beaucoup de peine à la séparer de la tumeur de droite, et je poursuis l'isolement du côté du rectum et de l'S iliaque. Là, les adhérences sont inextricables ; dans les manipulations que je dois faire, je déchire l'S iliaque à sa terminaison. Les bords de la petite ouverture sont aussitôt repérés avec des pinces. J'arrive ensuite, non sans peine, à découvrir l'utérus qui paraît enfoui profondément ; en me servant dès lors de cet organe comme repère, j'arrive à isoler la tumeur et à la pédiculiser sur l'angle utérin. Le pédicule est large et nécessite l'application de 6 fils doubles en chaîne et 1 fil simple.

La ponction de la tumeur de droite donne encore issue à 500 grammes de liquide épais et brun comme de l'autre côté. La tumeur adhère tout autour. En arrière, il faut la disséquer du rectum sur la face antérieure duquel je prolonge dans une étendue de plus de 5 centimètres la blessure commencée plus haut. En avant, la tumeur est complètement adhérente à l'utérus et au ligament large dont j'enlève un morceau. J'arrive enfin à pédiculiser la tumeur sur l'angle utérin où je l'excise sur trois grosses soies en chaîne, la plus interne étant passée dans la corne utérine pour amener le raccourcissement du ligament large. Les pédicules sont touchés au thermo-cautère, puis je procède à la réparation des désordres que j'ai occasionnés. La face antérieure du rectum se présente à la vue avec sa longue déchirure qui mesure environ 6 centimètres de longueur. Nulle part la muqueuse n'est ouverte, mais on l'aperçoit dans presque toute l'étendue de la plaie. Je suture cette plaie de l'intestin au moyen d'un surjet à deux étages, le second plan adossant parfaitement la séreuse par-dessus la suture de la tunique musculaire. Nettoyage de la cavité pelvienne. Un gros drain est placé dans le cul-de-sac de Douglas; enfin la paroi est fermée au moyen de deux rangs de sutures. Pansement avec ouate de tourbe et gaze iodoformée. Durée totale, 2 h. 10. Chloroforme 45 grammes, très bon sommeil. La marche a été extrêmement simple, la malade est sortie guérie au bout de trois semaines, depuis elle se porte parfaitement.

E. *Fermeture*. — Les autres temps de l'opération, tels que le nettoyage de la cavité pelvienne, l'exploration dernière du petit bassin, enfin la fermeture de la paroi ne nous arrêteront pas longtemps. Nous n'avons rien de spécial à en dire, tous ces temps secondaires sont simplifiés et rendus plus faciles et plus sûrs quand on emploie le plan incliné. Je reviendrai un peu sur la fermeture de la paroi abdominale. Elle devra toujours se faire en commençant par l'extrémité de l'incision la plus rapprochée de l'ombilic, car il n'y a que dans cet endroit que l'on pourrait risquer de blesser l'intestin et de le prendre dans les sutures. Au niveau du pubis on peut agir sans crainte et placer les derniers fils sans arrière-pensée, il n'y a plus d'anses intestinales à craindre.

IV.

Tels sont les avantages que nous avons cru devoir signaler. Assurément, le nombre de nos observations est encore trop restreint pour que nous puissions considérer comme définitives toutes nos assertions. Notre but est d'attirer l'attention des chirurgiens qui pratiquent fréquemment des laparotomies afin que le débat soit tranché définitivement.

A côté de ces avantages incontestables, le plan incliné présente certainement quelques inconvénients. Comme je l'ai déjà signalé, la main qui est en rapport avec le plan incliné est gênée pendant l'opération. Si la nature des lésions exige des manipulations dans le fond du bassin, on peut se trouver très gêné et contraint de prendre des positions bizarres pour mener à bien l'intervention. Là se borne notre critique.

Peut-être aussi pourrait-on reprocher à cette position déclive du corps entier d'exposer à la diffusion dans le péritoine des liquides répandus dans le ventre. Le lavage du péritoine paraîtrait aussi devoir être impossible à pratiquer pour cette raison. La seule réponse que je ferai est celle-ci : Il est plus facile d'éviter un danger que l'on voit qu'un danger même moindre que l'on ne fait que soupçonner. Quant au lavage du péritoine, il est très rarement indiqué et sera de moins en moins employé à mesure que les chirurgiens se rendront mieux compte de son inefficacité. *Quand on voit*, on peut préserver les intestins, enlever les liquides qui se répandent ; on peut désinfecter dans une certaine mesure les parties infectées avec des solutions antiseptiques employées comme topiques ; toutes pratiques autrement rationnelles et efficaces qu'un barbotage dans la cavité péritonéale. Du reste, les beaux résultats obtenus par mes maîtres Terrier, Lucas-Championnière, Quénu, sont là pour confirmer cette manière de voir.

V.

Les indications du plan incliné seront dès lors faciles à établir. On devra y avoir recours chaque fois que l'on aura avantage à se débarrasser de l'intestin, que l'on voudra y voir clair pour isoler des tumeurs ou des organes contenus dans le bassin. Or ces conditions se trouvent réunies dans les cas de salpingites, d'adhérences pelviennes, de rétroversions douloureuses, etc. Enfin, chaque fois que l'opérateur ne craindra pas d'être gêné par le volume de la tumeur, il aura avantage à se servir du plan incliné.

Comme contre-indications, je n'ai tenu compte jusqu'à présent que du mauvais état général des malades. Dans un cas de lésion accentuée du cœur, chez une malade atteinte d'une tumeur maligne de l'ovaire, j'ai craint des complications ou circulatoires ou pulmonaires. Aujourd'hui, je serais plus hardi. Quel risque peut-on courir, en effet, lorsque le plan incliné peut être transformé en un instant en un plan horizontal !

Une autre fois, pour une taille hypogastrique, j'ai renoncé au plan incliné pour la seule raison que, sur le modèle de plan dont je fais usage, les manœuvres du côté du rectum et de l'urèthre auraient été impossibles ou très difficiles. Pour les urinaires, je compte faire construire une table à bascule dans le genre de celle qui est usitée par Trendelenburg (1).

---

(1) Depuis la rédaction de ce travail j'ai fait de nouveau usage du plan incliné dans deux cas, très complexes, de lésions des annexes. Ces deux cas confirment encore les conclusions que j'ai énoncées.

PARIS. — IMP. V. GOUPY ET JOURDAN, RUE DE RENNES, 71.